五运六气临床用药指南

（己亥年—癸卯年）

邓杨春　著

中国中医药出版社

·北　京·

图书在版编目（CIP）数据

五运六气临床用药指南：己亥年—癸卯年／
邓杨春著．—北京：中国中医药出版社，2020.12
ISBN 978-7-5132-6506-5

Ⅰ.①五… Ⅱ.①邓… Ⅲ.①运气（中医）-指南
Ⅳ.①R226

中国版本图书馆 CIP 数据核字（2020）第 215421 号

中国中医药出版社出版

北京经济技术开发区科创十三街 31 号院二区 8 号楼
邮政编码　100176
传真　010-64405721
保定市西城胶印有限公司印刷
各地新华书店经销

开本 880×1230　1/32　印张 4.5　字数 53 千字
2020 年 12 月第 1 版　2020 年 12 月第 1 次印刷
书号　ISBN 978-7-5132-6506-5

定价　25.00 元
网址　www.cptcm.com

社 长 热 线　010-64405720
购 书 热 线　010-89535836
维 权 打 假　010-64405753

微信服务号　zgzyycbs
微商城网址　https://kdt.im/LIdUGr
官 方 微 博　http://e.weibo.com/cptcm
天猫旗舰店网址　https://zgzyycbs.tmall.com

如有印装质量问题请与本社出版部联系（010-64405510）
版权专有　侵权必究

作 者 简 介

　　马纯阳（网名）：本名邓杨春，中医世家，北京中医药大学硕士研究生，执业医师，江右运气学术传承人，《中华中医药杂志》《浙江中医药大学学报》审稿专家，《中西医结合肝病杂志》编委。撰写《玄思维与象思维》等 20 余篇核心期刊论文并发表，主编《学中医用中医》系列，著《运气传习录》《伤寒方串解》等系列，编纂《五运六气临床用药指南》系列，完成 10 余本专著，已出版 5 本。追本溯源，深谙易理，善于灵活运用江右运气学术，开创独具特色的运气体质学，广验临床，深得广大网友认可及喜爱。

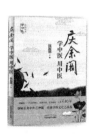

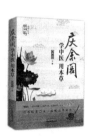

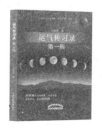

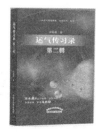

前　言

　　五运六气是中医药学的核心内容之一，但是一直以来大家对五运六气的运用都停留在比较玄的角度，或者是用三阴三阳观念去解读伤寒三阴三阳，或者是运用三因司天方来治疗疾病，而对于每个季节的气候变化，以及因气候变化导致的用药的变化则没有详细加以阐述。庆余阁一直致力于五运六气的运用推广，开展了很多培训，同时每年也会出一期关于五运六气的养生指导，从2019 年开始尝试按照每年的五运六气条件指导临床用药，在广大网友之中引起了讨论。

　　前期，我们出版了《运气传习录》专门讲解了基础理论，在此基础上，我们结合临床实践及经方和时方的运用，编纂了《五运六气临床用药指南》（简称《指南》）。这本小册子是一个系列丛书，每册皆给出5年的用药规律建议。第一册准备把2019年到2023年这5年间的用药指南汇集在一起，适合广大一线医务工作者参考，也适合广大中医药爱好者阅读。书中的五运、六气各个节点的分界是以大寒节气为起点，往后推出的时间节点。这个时间节点有一定的道理，但是笔者也发现按照"五运从立春开始、六气从大寒开始"也有一定的合理性，这个排列方法是2020年下半年才发现的，预测或更准确，暂时还是采纳以前的五运六气统一开始于大寒。不过，这两种分法皆有所据，望广大运气爱好者可以知道个中缘由。

本册指南主要面对的是一线临床大夫，也欢迎中医药爱好者研究，在使用的时候最好加上观察气候变化，同时研习《运气传习录》，这样在临床运用的时候才可以得心应手。例如，当我们观察到冬季开花，出现了反常气候，那么意味着冬天是暖冬，这个时候就很容易出现冬不藏精，治疗的时候就需要补肾精，这样能够增加临床实践的有效性。

《指南》属于中医药理论和运用的创新，与《运气传习录》都是江右学术的特色代表。《指南》的节气分界时将五运主运客运和主气客气都结合在一块，同时也是基于《黄帝内经》的基本原理而来，是在"传承精华，守正创新"的大原则下进行的理论、内容和形式创新，其中或有不完善之处，我们在后期的创作、临床实践中加以改正，也欢迎大家关注庆余阁相关文化产品，给我们提出宝贵建议，共同发扬中国文化精华，为中华民族伟大复兴贡献一份力量。

邓杨春

2020 年 9 月 25 日

编写说明

一、本《指南》的推出是五运六气理论运用的一种探索，也是中医药理论运用的创新，对临床有一定的参考作用。

二、运用《指南》时，需要重点考虑的是时间与症状。当时间与症状都完全符合之时，用药能够效如桴鼓；如果发病时间是某个节气之内，但是症状不完全契合，也可以使用，有时也能获得很好的疗效。

三、对于部分不明原因的疾病，根据运气条件用药，也能获得较好的疗效；平时辨证论治如果疗效不理想，也可以参考《指南》用药，有些可以获得较好的疗效。

四、《指南》的编写经历了一段时间，如己亥年的用药指南是 2018 年写的，而 2021 年的指南则是 2020 年写的，在五运六气节点上采用了不同的划分方式，两种划分方式都有道理，但是哪个疗效好，大家可以自行甄别。

目　录

导　言

　　近代哲人讲中国哲学，有两种讲法。一种叫照着讲，所谓照着讲，就是不敢越雷池一步，一字一句的意思都必须与古人的一致，这种讲法也是最可靠的；另一种讲法，叫接着讲，所谓接着讲，就是按照古人的逻辑思维，顺理推导，得出现代的结论。两种方法都是做学问不可或缺的方法，也是传承发展必须经过的道路。

　　习惯上，注解《伤寒论》的思路也有两种。一种就是"以经解经"，每一句每一字都有根有据，好比成无己注解《伤寒论》，好比陈修园等注解《伤寒论》；一种则是"六经责我开生面"，比如我们熟知的柯琴这一派，从实践中探讨出运用经方的便捷途径。

但是，以经解经不是照着讲，"六经责我开生面"也不是接着讲，他们的讲法都有一些出入，要理解《伤寒论》就必须从《伤寒论》所处的时代观念及气候的基本概念入手，然后推导出《伤寒论》的用方遣药。五运六气就是分析经方运用大环境的捷径，是分析大环境的有力证据。

（一）五运六气的不变，经方的变

五运六气是中医在解释世界现象时最高的学问，整本《黄帝内经》有三分之一的篇幅是关于运气学说的，而且在《黄帝内经》中有很多流派，不同的流派之间有不同的观点，唯有五运六气的学说是一个完整的，可以包罗万象的，所以自古以来研究《黄帝内经》就离不开五运六气，而整个中医药基础理论的阐发也离不开五运六气基础。

经方是以《伤寒论》《金匮要略》等书为代

表的方剂及运用方法的总称，是中医药临床实践
总结出来的最有效的方剂。因为经方的作用机制
经过几千年的研究，越来越明了，经过几千年的
实践，疗效越来越有保障。

　　五运六气是基于时空的医学，不同的时空给
予了一个人不同的状态和环境，这是我们最容易
忽略的。因为人是一个恒温动物，我们会习惯地
认为人这种动物模型是一成不变的，但是事实上
却相反。同样是感冒，秋天的感冒和夏天的感冒
就有很大的不同，也许在西医学看来，感冒的原
因都是某些细菌或病毒，但是在中医看来很多貌
似相同的感冒在治疗方法上却有着天差地别。不
过，一旦确定五运六气的条件，同一气候条件下
使用的方剂就几乎可以一成不变，且疗效出乎意
料的好。

　　而经方则是基于人的医学，主要参数就是

人，《伤寒论》一直强调几个要素，"辨病脉证并治"，其实就是辨证与辨病，还与辨因相结合，而落实到临床的时候还有辨别体质，所以经方的运用一直是变化的。不同的病，不同的方，不同的病一样的方，变化莫测，所以经方最为难精。

（二）五运六气为什么能指导经方

很多人认为张仲景撰写《伤寒论》是没有运用五运六气理论的，但是事实上在该书的《伤寒例》里面提到了关于五运六气的理论，只不过《伤寒例》中所说的是最基础的运气学说，没有《黄帝内经》中那么精准，更没有达到那么高的高度。

如《阴阳大论》云："春气温和，夏气暑热，秋气清凉，冬气冰冽，此则四时正气之序也。冬时严寒，万类深藏，君子固密，则不伤于寒，触冒之者，乃名伤寒耳。其伤于四时之气，皆能为病，以伤寒为毒者，以其最成杀厉之气也。"

其实，五运六气就是在春夏秋冬的基础上，再细化分一次，变成了二十四节气，每个节气都有自己的气候特点，然后根据气候特点来诊断疾病。《伤寒论》所论的疾病，其实就是在众多疾病中，寒气最深的类型。所以，《伤寒论》其实是在简单的运气条件变化指导下的临床著作，如果运用后世的精准的运气条件指导，疗效可以更加突出。

变化的气候条件，变化的人，如何才能精准找到治疗疾病的最有效途径，两者结合在一起，即可发挥最好的作用。在几何中，一条直线上有无数的点，但是两条直线相交就有且只有一个点。

经方的运用，需要很多参数定位用药的部

位，用药的寒热，还有用药的多少，但是五运六气也一样可以说明患者所处环境的特点，指导使用药物，如果两者结合，就可以提升用药的精准度。

（三）麻黄汤如何运用

2012 年冬天，接近过年的时候，南方流行性感冒开始肆虐，根据当时流感的特征，其实就是一个非常明显的葛根汤证，所以遇见感冒就可以考虑开葛根汤。葛根汤可以解除在表之寒邪，在以往运用经方的过程中，只要有肠胃症状（比如腹泻），且有伤寒症状者，用葛根汤常常可以获得良好的疗效，一般 3 剂就可以收功。

但是，2012 年（壬辰年）的冬季，使用葛根汤，我发现疗效比较明显，但是始终不能治愈，对于患者来说，吃药后则症状大大缓解，一旦停止药物，症状又会反复。那时我甚是迷惑，突然有一次翻看五运六气的书籍，想起当时的客气有一个太阴湿土，所以就在葛根汤的基础上加入了一味苍术，加药之后，疗效非常明显，后面的患者，只需要服用三天就可以停药，而且不会有症状的反复。

2018年（戊戌年）冬天，同样也是感冒，很多感冒都是伤寒感冒，出现腰酸痛，舌苔白，脉浮紧，咳嗽，怕冷，四肢冰凉，一般这种疾病开麻黄汤就能治愈，但是当时以麻黄汤治疗，效果不明显，虽然症状有减轻，但是不能痊愈。

不过，考虑到2018年是太阳寒水司天，冬季也一样有太阴湿土的客气，所以在麻黄汤的基础上加入苍术、附子，疗效异常好。

甚至，不用麻黄汤，而是使用麻黄附子细辛汤，或者附子理中丸，治疗感冒的效果也都是非常不错，一般服用第一次，身体状况就会明显好转。这就是在运用经方时，考虑大环境的特点，运用起来能够获得出乎意料的疗效。

（四）一个月只开一个经方

据笔者统计，2019 年 6 月中旬到 7 月中旬，笔者开过的 60 余个方中，有治疗失眠、脾胃病、湿疹、咳嗽、困倦等疾病的，开出的方除了两个是治疗妇科疾病的特别方之外，其余都是半夏泻心汤加减，而且都获得了较为理想的疗效。其中好几位患者的疾病都是经过多方求治，一直一筹莫展之病。

为什么在长达一个月的时间内，可以基本只开一个方应对所有的疾病，这种思路岂不是否定了《伤寒论》辨证论治的理论成果？其实不然，正是因为《伤寒论》的伟大，能够使我们在一个月的时间内，基本只开一个经方，就能获得意想不到的疗效。

半夏泻心汤是《伤寒论》中治疗伤寒汗吐下之后，心下痞证的重要方剂，整个方剂的立意在于弥补久病导致的脾胃虚弱，同时打开气机郁滞，调和寒热，所以半夏泻心汤是我们方剂学中和解之剂的代表之一。其方辛开苦降，不仅可以泻火，还能补脾胃，打开中焦升降之道。

半夏泻心汤之中，黄芩、黄连可以降火，可以厚肠胃，是泻法；人参，大枣、生姜、甘草是补法，特别有利于脾胃，而半夏则可升可降，是燥湿的要药。此方重在和解，可治脾胃虚中有实，实中有虚，既不能一味地补，更不可一味地泻。

所以，半夏泻心汤，虽然说是泻心的，其实是补脾胃的（补中有泻）。有的《伤寒论》版本记载：本云理中人参黄芩汤去桂枝、术，加黄连。可见半夏泻心汤或者生姜泻心汤其实就是滋补调理脾胃的。

为什么这段时间需要这样呢？因为这段时间的运气条件是中运土运不及，主运土不及，客运水不及，主气太阴湿土，客气厥阴风木。土运不及自然多出现脾胃虚弱，对于人类是如此，对于很多动物也是如此，而主气还有太阴湿土，所以脾胃不及的同时还有湿热来犯，而厥阴风木克害脾胃，则会加重脾胃疾病。

故而，6月中旬到7月中旬这段时间内的疾病，其实根本原因都是脾胃不及，所以用补脾胃的药物治疗，疗效往往出乎意料。

之所以能够如此运用经方，获得良好的疗效，没有用五运六气的工具分析气候条件及发病特点，没有用经方去了解病机是不可能做到的，两者缺一不可。

（五）古人不余欺

学中医的过程中，我们一直期待能够做到"一剂知，二剂已"，而且看很多古书时，说到某个方非常好用，能够救人千千万，但是实际到我们手上运用的时候，却发现辨对了证，但是疗效不显著，为何？

因为古人对方剂的运用是有条件的，在某种条件下使用某种方剂非常有效，就好比2018年冬天使用附子理中丸治疗伤寒，其实古人也说过，只是在临床中，我们很有可能10年才能碰见一次这样的运气条件，但是我们未必会运用这个方，就会留下古人欺骗我们的感觉。

而事实上，古人著述的时候，记载的都是事

实，都是满满的疗效，而我们因为没有五运六气
这个工具，无法破译古人用经方时的场景和环
境，造成了遗恨千古的误解！

（六）五运六气用药理论

五运六气是一个内容庞杂的体系，其中有物
候学，有气象学，也有中医的基础理论，还有预
测学的内容，但是对后世影响最大的其实是其对
用药的指导，比如温病学派对五味的运用，基本
上都是参照了《素问·至真要大论》中的基础
理论。

比如"热淫于内，治以咸寒，佐以甘苦，以
酸收之，以苦发之"，这个理论就很有作用。在
治疗热证时，比如脏腑内结产生的阳明腑实证，
就会用芒硝这种咸寒之品，而稍微加入一些苦寒
之药如大黄之类的药物，或者黄连、黄芩之类。
有的时候还会加入一些酸收的白芍等，这些都是

治疗热证时经常用到的药。同时，治疗热证还可以考虑用火郁发之的思路，比如有一些苦温的药物不但可以除热，还能够发汗。

　　五运六气的理论精细化之后便有了这么多的好处，但是在临床上运用得不是很广泛。吴鞠通《温病条辨》中关于辛味的方剂有很多，比如辛凉轻剂桑菊饮，按照辛凉的药性理论，"风淫于内，治以辛凉，佐以苦"，所谓的温病，其实大多是因为风气导致的，所以多用辛凉之剂。但是，如果是司天的问题导致的，那么"寒淫所胜，平以辛热，佐以甘苦，以咸泻之"，这就完全是《伤寒论》的思路了。从《伤寒论》与温病派的用药特点可以看出，温病派主要研究的是风气在泉导致的疾病，而《伤寒论》则是讲述风气司天导致的疾病，这是两种不一样的思路，也是不同的原因导致的。

　　不过，在运用五运六气时，可以不用那么细致地分类，一般而言，只要根据气候的特色指导使用药物即可，但是原则还是需要的。

己亥年五运六气临床用药指南

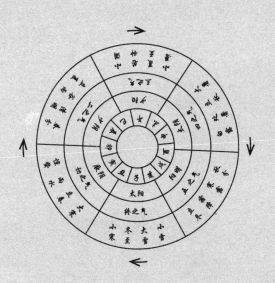

（一）己亥年运气排布

中运：土不及。

主运：木不及、火太过、土不及、金太过、水不及。

客运：土不及、金太过、水不及、木不及、火太过。

司天：厥阴风木。

在泉：少阳相火。

主气：厥阴风木、少阴君火、太阴湿土、少阳相火、阳明燥金、太阳寒水。

客气：阳明燥金、太阳寒水、厥阴风木、少阴君火、太阴湿土、少阳相火。

（二）己亥年五运所主

六己年都是土不及的年份，因为甲己化土，所以整年都是土不及，各种脾胃疾病都容易发生，这一年需要重点注意的是各种胃炎、胃溃疡、胃癌等疾病。

按照运气体质我们发现，在火土太过的体质人身上，很容易发生肿瘤。根据有关研究表明，在甲己化土的年份和丙年，都容易得肿瘤，其中六甲年获肝肿瘤的概率比较高，其次是六丙年，再次则是六己年。所以我们在甲己化土的年份，需要重点注意肝肿瘤的发病，特别是有一些肿瘤患者经过一定的治疗，处于平稳期也会复发，此时我们建议治以疏肝理气补脾胃，可以备上参灵胶囊，这个方包含了四君子汤，然后再在里面加入灵芝、薏苡仁、香菇、黄芪，既可以扶正，也可以除湿，因为薏苡仁、灵芝是很好的抗癌药物，黄芪可以补气，可以利湿补脾，其实不仅仅是对肝肿瘤，辨证论治条件下对其他的肿瘤疾病恢复也有帮助。

同时，在秋季因为有一个金太过，所以金会反过来克制木。因为这一年的中运是土不及，但是主运却是木不及，火太过，土不及，金太过，水不及。

下面就从主运的角度加以分析。

土不及，自然会有脾胃虚弱的问题，所以这一年补脾胃是重中之重，那么一些补脾胃的方剂就可以作为重点。比如归脾汤治疗心脾两虚证，主要面对的是贫血患者，或者是失眠患者；四君子汤则主要针对气虚患者，以及饮食不佳的患者；而六君子汤则可以稍微增加运用范围，几乎所有跟脾胃、痰气有关的疾病都可以使用。

由土不及推导出来的还有春季的木不及，也就是木的升发功能不健全，此时就应该考虑升发，所以可以用补中益气汤，这个方主要针对春升之气该升不升，而脾胃虚弱又很明显；柴胡桂枝干姜汤则主要针对少阳枢机不利和脾阳虚的患者，甚至很多因为少阳不升导致的糖尿病都可以重点使用。

火太过，主要说的是夏天，此时可以重点考虑的就是那几个著名的泻心汤，比如三黄泻心汤，主要可以治疗口腔溃疡、失眠、上火等症状。而半夏泻心汤、甘草泻心汤等泻心汤则可以作为夏季治疗脾胃疾病的重点方剂，特别是对于各种胃炎患者，可以放心大胆地使用。

土不及必然导致秋季的金太过，而金太过则会有秋季燥气太旺，导致肝阴、肝血受到损耗，所以秋季的时候，必须重点防止燥气太旺盛导致的各种疾病，此时的麻杏石甘汤就可以派上大用场了。另外，清燥救肺汤也可以作为一个重点方剂，同时因为有肝阴、肝血虚，所以四物汤、胶艾汤等滋补类的方剂也是很好的。

己亥年的最后一步主运是水不及，水不及的冬季多少会有一些暖冬的成分，所以六己年的冬季相对来说都是暖冬，当然暖冬的程度到底有多严重，我们还需要结合当时的六气条件来确定；暖冬一般会导致当年的冬季出现流感或者温病，最多的慢性疾病就是冬不藏精导致的失眠、肾虚，有的还有心脏疾病。

总结起来，己亥年最容易出现以下疾病：

一是肠胃疾病，包括呕吐、腹泻等问题，肠炎、痢疾等疾病会比较常见。重点可以考虑六君子汤、戊己丸、半夏泻心汤等方药，主要发病时间点应该是在夏季。

二是腹痛疾病，比如因寒气导致的腹痛、妇女痛经等疾病，这种腹痛可以重点考虑使用当归芍药散、小建中汤、小柴胡汤等方药，主要发病时间应该是春季。

三是肌肉酸痛，这种疾病主要表现为现在的痛风、风湿、类风湿等疾病，可以着重考虑中医的补肾疏肝法、祛风散湿法等，主要发病时间应该是在夏季。

四是肝胆疾病，并由肝胆问题导致的各种不舒服，比如胸胁苦满、胸胁疼痛等问题，乙肝、肝硬化、肝腹水、肝癌也会成为高发疾病，主要发病时间应该是秋季。

五是大流感，己亥年的流感将丝毫不逊色于

丁酉年，所以大家要做好防流感准备，麻杏石甘汤、补中益气丸、人参败毒散将成为重要选项。

六是脑溢血，因为这一年的脾胃疾病多发，很多人脾胃弱，再加上厥阴风木司天，所以老年人、脾胃疾病患者、高血压患者等都可能出现病情加重的情形。

（三）己亥年六气所主

《素问·至真要大论》："厥阴司天，风淫所胜，则太虚埃昏，云物以扰，寒生春气，流水不冰。民病胃脘当心而痛，上肢两胁，膈咽不通，饮食不下，舌本强，食则呕，冷泄腹胀，溏泄瘕水闭，蛰虫不去，病本于脾。冲阳绝，死不治。"

亥年都是厥阴风木司天的年份，最常见的一些病症就是土木不和导致的，其中木克土就会导致各种脾胃疾病，同时又因为风木是温性的，所以也有冬天不结冰，或者说早春不结冰的现象。风木还有一个特点，那就是会导致高血压等疾病的加重，所以眩晕、腹泻等症状是很容易出现的。中风或者偏瘫的概率会加大，当为这一年疾病防治的重中之重。

《素问·至真要大论》："厥阴之胜，耳鸣头眩，愦愦欲吐，胃膈如寒。大风数举，倮虫不滋。胠胁气并，化而为热，小便黄赤，胃脘当心而痛，上肢两胁，肠鸣飧泄，少腹痛，注下赤白，甚则呕吐，膈咽不通。"

己亥年的司天之气为厥阴风木，如果出现问题，大多数都是因为风淫所胜，也就是《黄帝内经》所说的"风淫所胜，平以辛凉，佐以苦甘，以甘缓之，以酸泻之"，这个应该是临证时始终作为指导的一个总原则。基于这个特点，我们可以选出一些很好的方剂，比如半夏白术天麻汤，就是一个以辛苦为主的方剂，半夏是辛苦温的，白术是苦温的，天麻是辛温的，组合在一块，就是非常好的预防头晕的方剂，"风淫于内"，可以以此作为重点防治方法。

另外，也可以考虑"戊己丸"，戊己丸的组成是黄连苦寒，吴茱萸苦温，木香辛温，白芍酸收，都符合风淫所胜的用药特点。

另外，己亥年客气在泉的是少阳相火。《素问·至真要大论》："岁少阳在泉，火淫所胜，则焰明郊野，寒热更至。民病注泄赤白，少腹痛，溺赤，甚则血便，少阴同候。"少阳相火在泉，主要会出现一些火气太旺的问题，比如出现火刑金的现象，或者是相火上炎，很多时候会有腹痛、小便短少等症状，而痢疾、疟疾将是防治的重点病症。

如何面对呢？《黄帝内经》提出"火淫于内，治以咸冷，佐以苦辛，以酸收之，以苦发之"，需要的是咸味药，而且还应具有寒冷之性，然后再用辛苦之药，酸收之药。比如我们了解的芍药汤，就或多或少符合其中的要求，当然了，咸味的药相对较少，所以用苦寒药也不错。

（四）己亥年运气用药详解

1. 运气详序

下面按照主运、客运、主气、客气的顺序分时间段排列己亥年运气（按照主运、主气同一个时间点开始，即从大寒节排）。表示主客运的"角徵宫商羽"分别对应"木火土金水"。少为不及，太为太过。

2019 年 1 月 20 日—2019 年 3 月 20 日：少角、少宫、厥阴风木、阳明燥金。

2019 年 3 月 20 日—2019 年 4 月 2 日：少角、少宫、少阴君火、太阳寒水。

2019 年 4 月 2 日—2019 年 5 月 21 日：太徵、太商、少阴君火、太阳寒水。

2019 年 5 月 21 日—2019 年 6 月 15 日：太徵、太商、太阴湿土、厥阴风木。

2019 年 6 月 15 日—2019 年 7 月 22 日：少宫、少羽、太阴湿土、厥阴风木。

2019 年 7 月 22 日—2019 年 8 月 30 日：少宫、少羽、少阳相火、少阴君火。

2019 年 8 月 30 日—2019 年 9 月 23 日：太商、少角、少阳相火、少阴君火。

2019 年 9 月 23 日—2019 年 11 月 11 日：太商、少角、阳明燥金、太阴湿土。

2019 年 11 月 11 日—2019 年 11 月 22 日：少羽、太徵、阳明燥金、太阴湿土。

2019 年 11 月 22 日—2020 年 1 月 20 日：少羽、太徵、太阳寒水、少阳相火。

这个日期是大概的推算，或者有前后一两天的区别，大家可以参照二十四节气加以修正。

2. 运气详解

2019 年 1 月 20 日—2019 年 3 月 20 日：少角、少宫、厥阴风木、阳明燥金。

从 2019 年 1 月 20 日左右开始，到立春之前，其实有一段时间是比较温暖的，所以此时的疾病会表现为春温特色，但是到了立春，那就没那么好说了。

看到少角主运，代表木不及，那么很多人都知道 2019 年的春天是一个倒春寒很明显的季节。所以在倒春寒来临之际，天地之气伏而不升，所以肝胆疾病会很明显，甚至因为天地之气不升，人体之气升降出入也会出现问题，就会有肝胆、脾胃疾病大量出现。毕竟人体的气升降，以少阳春升之气为主，如果不能春升，那么后半年就很麻烦了。

另外，还有一个燥金客气，一个少宫客运，所以春天会很冷，大家做好准备。

对于肝胆不好的患者，建议提前做好准备，比如可以用补中益气汤作为养生的主打，但是，因为厥阴风木司天，所以不管如何还是有些人会脾胃不适，所以六君子汤、四君子汤、戊己丸等脾胃用药始终是重点。但是，如果出现了风气太旺盛，则常需使用的是酸甘化阴的芍药甘草汤之类方剂加减。

春升之气不足，导致紫癜等疾病发生，特别是皮肤下有紫色斑点，可以重点考虑升麻葛根汤。如果春天出现了痢疾，寒性不太明显，重点可以考虑葛根芩连汤，戊己丸倒是寒热不偏，也可以作为候补。

2019年3月20日—2019年4月2日：少角、少宫、少阴君火、太阳寒水。

3月末到4月初，有几天会突然比较冷，因为这几天主运还是木不及，而客气又有了太阳寒水，这几天很有可能狂风乍起，然后春寒料峭，主要须预防因寒导致的腹泻等疾病。此时因为寒气导致的腹痛腹泻可能是一大特色，但因此时毕竟有少角，所以可以重点用补中益气丸或者是黄芪建中汤、大建中汤。

2019年4月2日—2019年5月21日：太徵、太商、少阴君火、太阳寒水。

从4月2日左右开始，因为有了火太过的主运，所以很多问题变得稍微好一点了，司天是厥阴风木，而木生火，所以虽然有太商的客运，还有太阳寒水的客气，但整个气候相对来说还是比较和谐的。

火太过，自然就会导致人体的气机加剧上升，此时很有可能风火相互作用，形成了眩晕的自然条件，所以这个时候要格外注意。而火克金，这个时间点有皮肤病，也是很正常的，这种皮肤病应该跟脾胃有关，大概是湿疹之类的，所以半夏泻心汤、连朴饮等方剂都有使用的可能。

因为此时的客气有一个太阳寒水，所以偶尔会出现寒冷，此时最容易感冒了，需要准备的方剂还是脾胃方面的，有可能用到附子泻心汤。

2019 年 5 月 21 日—2019 年 6 月 15 日：太徵、太商、太阴湿土、厥阴风木。

　　火太过的气候慢慢变得很明显，特别是在太阴湿土主气和厥阴风木客气来临之后，这段时间会比较热，但是还好，因为司天是厥阴风木，有风的热，都不是太热。

　　但是，这个时间点，因为风木很旺盛，又有火太过，一些肝阳上亢的人就可能出现脑溢血了。气候太暖了，所以需要用到的方剂是寒性的，比如黄连解毒汤、三黄泻心汤、栀子豉汤。此时应该会出现大量的失眠患者，轻则使用泻心汤辈，重则使用除烦汤。

　　此段时间的感冒大多是风热感冒，所以在治疗的时候可以考虑用风热感冒颗粒。

　　2019 年 6 月 15 日—2019 年 7 月 22 日：少宫、少羽、太阴湿土、厥阴风木。

从 6 月中旬开始，土不及的现象很明显，也就是脾胃病发病很多，此时的主要问题则是呕吐、腹泻，很多人会干呕，很多人会腹痛或者腹泻。

所以，平时有胃炎、萎缩性胃炎、肠炎的患者，这个时候需要格外注意，不然吃什么东西都不香，人生就淡然无味了。建议平时可以养脾胃，多喝小米粥，多用六君子汤，多服用补中益气丸，多吃点黄连健脾胃，甚至也可以准备一些参类，泡点参茶。痛泻要方也是重点考虑的对象，因为其中有防风，这个是很切合当时情形的。

如果是罹患很久的肠炎、痢疾又犯了，可以重点考虑乌梅丸，如果有便血的情形，则可以考虑寄生乌梅丸。

而养生机构，可以在这些方面做好准备。另外，因为有客运的水不及，这一年的夏天可能出现干燥的气候，所以农业生产上需要多加注意，而如果发生全球性的干旱就会出现粮食大幅减产，2020 年将会是一个难熬之年。

2019 年 7 月 22 日—2019 年 8 月 30 日：少宫、少羽、少阳相火、少阴君火。

7 月下旬开始，有了少阳相火的主气，而且客气还有少阴君火来临，所以气候会变得异常热，我们需要注意，但是这种热反而有利于脾胃，很多脾胃病在此时会稍微减轻。但是因为有少阳相火，所以脾胃疾病很有可能转向湿热较重，所以藿香正气水可以是一个很好的选择，另外三仁汤也是重要选项。

2019 年 8 月 30 日—2019 年 9 月 23 日：太

商、少角、少阳相火、少阴君火。

金气太旺，自然有燥气旺盛，但是相火暑湿之气也来了，只不过湿土生燥金，所以清凉的感觉应该会更加明显，此时重点是金克木，肝胆疾病易发作。四逆散、小柴胡汤之类的柴胡剂有很多用得上的机会，另外客气有少阴君火，所以也要提防中暑，但是此时防治中暑应该重点在除热上，白虎汤与清暑益气汤皆可，两者相比，白虎汤为更佳选项，或者用小柴胡汤加藿香正气水。

2019 年 9 月 23 日—2019 年 11 月 11 日：太商、少角、阳明燥金、太阴湿土。

前面所说的肝胆疾病的爆发就在这时候，一方面主运、主气都是金，另一方面还有一个客运为木不及，这就很要命了，因为很多人的肝胆经不住金克，胆囊炎、胆结石、肝血虚导致的失眠等问题都出现了。此时重点可以考虑使用柴胡类方剂，比如柴胡加龙骨牡蛎汤，或者用酸枣仁汤，还可以使用四物汤和六味地黄丸。

2019 年 11 月 11 日—2019 年 11 月 22 日：少羽、太徵、阳明燥金、太阴湿土。

到了 11 月上旬，没有了秋季的寒冷，但是多了一份燥热，这一年的冬季将异常热，一方面是主运的水不及，说明是暖冬，另一方面还有一个客运的火太过，整个冬季就很暖了，当然这是一次预演。

冬天是暖冬，很暖的暖冬，所以这一年会有很多流感患者，此时应该重点考虑的是先后天都受伤情况下的身体不适，比如用一些脾肾同调的方法，六味地黄丸与补中益气汤或者六君子汤轮番使用。杞菊地黄丸也是一个非常不错的选择。

2019 年 11 月 22 日—2020 年 1 月 20 日：少羽、太徵、太阳寒水、少阳相火。

11 月下旬来了，除了前面所说的主客运的特点外，还有一个客气少阳相火，所以这年的冬天跟 2017 年又有得一比，暖冬的结果就是导致冬不藏精，所以温病必然来袭。

经过一年的脾胃疾病，到了冬天流感大爆发，此时应该着重考虑的是脾胃内伤导致的各种问题，所以治疗上一定要注意，因为冬季偏热，用寒凉的药物则易伤及脾胃。任何一个方的搭配都需要考虑很多因素，如人参败毒散加黄芪，补中益气汤加麻黄、桂枝等用法可作为重点考虑对象。

此时适应面比较广的方法则是考虑在选定的方剂中加入黄芪、红参。

庚子年五运六气临床用药指南

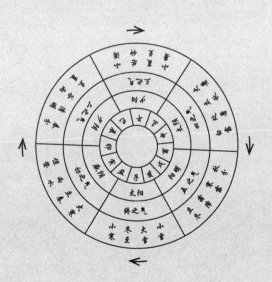

（一）庚子年运气排布

中运：金太过。

主运：木不及、火太过、土不及、金太过、水不及。

客运：金太过、水不及、木不及、火太过、土不及。

司天：少阴君火。

在泉：阳明燥金。

主气：厥阴风木、少阴君火、太阴湿土、少阳相火、阳明燥金、太阳寒水。

客气：太阳寒水、厥阴风木、少阴君火、太阴湿土、少阳相火、阳明燥金。

（二）庚年运气方——牛膝木瓜汤

按照陈无择的《三因司天方》，在庚年的运气条件下，最常用的是牛膝木瓜汤（岁金太过）：

牛膝、木瓜各一两，芍药、杜仲、枸杞子、黄松节、菟丝子、天麻各三分，炙甘草半两。姜三片，枣一枚。

大家可以看到，整个方其实以牛膝和木瓜作为君药，牛膝是补肝肾、强腰脚的常用药物，对于很多肝肾不足的人，都可以使用。而其中的芍药、杜仲、枸杞子、菟丝子、天麻，其实都有一个共同的指向，那就是肝的问题。或者说，在滋补肝阴的时候，稍微带了一点滋补肾，这个是什么原因呢？按照五运六气的特色，庚年的中运是金太过，可以往前或者往后推导主运，木不及一火太过一土不及一金太过一水不及，可以说此时整个五行之间的矛盾，主要就是金与木之间的矛盾。

一般条件下，五行中一行太过，因为太少相生，其克制的和克制其自身的行也往往太过，但是有的时候就会出现异常，此时就是金太过导致木不及，所以六庚年的肝胆是受到损伤最大的，因为一方势力（金）增强，另外一方的势力（木）本来应该是相对增强的，现在反而相对减弱，所以问题就变得非常突出了。

在古代，滋补肝肾最常用的有一味药，那就是木瓜。木瓜是治疗肝主筋的功能出现问题时的好药，在运气方之中经常被用到。在现实生活中，很多人用木瓜丰胸，其实很有意思，为什么木瓜可以丰胸？因为人体的胸部是否能够成长其实是跟肝、胃有关的。一般情况下肝血足的人，都不会平胸，倒是很多生闷气或没有脾气的人胸部才小。而肝血足的人，一般都性格比较直爽，该发火发火，肝主怒的功能能够发挥到极致。所以，丰胸最好的办法就是补肝血，而木瓜就是一个补肝血的好药，当然我们还可以用其他药物补肝血，比如四物汤。

牛膝木瓜汤，就是从补肝血的角度入手，甚至有点补肝阳的倾向，所以不要说我没讲，这个方如果用来丰胸，效果也是挺好的，只不过还需要加几味药，能够将气血往上引，这里的牛膝往下走而补肝血，因为不往上走，所以丰胸的效果不是太好。

有人问，这个方是否可以作为2021年一年的常用方，答案是肯定的，但是大家知道，这个方使用的根本原因是金太过，所以适宜的气候特点是干燥太过，甚至春天都会有春行秋令的年份。如果干燥很明显，那就可以使用这个方。如果干燥不明显，也就是说导致疾病的主要原因不是燥金，那就没有必要使用此方了。后面，我们将重点介绍这一年不同季节的气候特点，并给出不同的方剂及变换的方法。

（三）庚子年运气用药详解

1. 运气详序

下面按照主运、客运、主气、客气的顺序分时间段排列庚子年运气（按照主运、主气同一个时间点开始，即从大寒节排）。表示主客运的"角徵宫商羽"分别对应"木火土金水"。少为不及，太为太过。

2020 年 1 月 20 日—2020 年 3 月 20 日：少角、太商、厥阴风木、太阳寒水。

2020 年 3 月 20 日—2020 年 4 月 2 日：少角、太商、少阴君火、厥阴风木。

2020 年 4 月 2 日—2020 年 5 月 21 日：太徵、少羽、少阴君火、厥阴风木。

2020 年 5 月 21 日—2020 年 6 月 15 日：太徵、少羽、太阴湿土、少阴君火。

2020 年 6 月 15 日—2020 年 7 月 22 日：少宫、少角、太阴湿土、少阴君火。

2020 年 7 月 22 日—2020 年 8 月 30 日：少宫、少角、少阳相火、太阴湿土。

2020 年 8 月 30 日—2020 年 9 月 23 日：太商、太徵、少阳相火、太阴湿土。

2020 年 9 月 23 日—2020 年 11 月 11 日：太商、太徵、阳明燥金、少阳相火。

2020 年 11 月 11 日—2020 年 11 月 22 日：少羽、少宫、阳明燥金、少阳相火。

2020 年 11 月 22 日—2021 年 1 月 20 日：少羽、少宫、太阳寒水、阳明燥金。

2. 运气详解

2020 年 1 月 20 日—2020 年 3 月 20 日：少角、太商、厥阴风木、太阳寒水。

从 2020 年 1 月中旬开始，有了客气太阳寒水，所以气候会变冷。但是，真正的木不及的主运，则是立春之后才开始的，届时就会出现倒春寒，很多人也会有倒春寒时节相应的表现，具体而言，倒春寒有两个特点：

一是气候冷，此时就有很多机会用到温热药物，比如四逆散、附子理中丸、四逆汤等，甚至为了防止生冻疮，我们可以用当归四逆汤改善四肢末梢微循环。

二是肝木不升，郁久则逆，很多人会出现干呕这种肝胆之气上逆之象，此时最应该考虑的就是小柴胡汤之类，还有升麻葛根汤、葛根汤、补中益气汤。

因为此时客运金太过，所以会有春行秋令，气候略干燥，导致皮肤干燥之类的问题。另外还有一个客气太阳寒水，所以有那么几天会有干燥和寒冷同时出现，此时就不宜再使用麻杏石甘汤，而应考虑使用麻黄汤或者麻黄附子细辛汤之类。另外顺便说一句，麻黄附子细辛汤其实是一个美容的好方剂。

如果考虑到寒热之间的转换，可以考虑一些比较平和的中成药，比如由麻黄射干汤与麻杏石甘汤加减组成的射麻口服液，针对肺炎、咳嗽、哮喘等肺部疾病，寒气不是很重者皆可，因为庚子年的中运是金太过，还有客气司天之少阴君火克金，所以射麻口服液全年皆可考虑使用。

特别是 2020 年的肺炎，刚开始其实湿热非常明显，但是后来随着气候的变化，开始出现了寒湿现象，此时就需要考虑以麻黄汤或者麻黄加术汤为主，麻黄射干口服液也可以考虑，效果应该都很不错。

我预测，肺炎的主要症状变化会再次出现转变，此时寒湿比较重，重点考虑小青龙汤、麻黄汤、麻射汤加减化湿的药物，具体治疗时还可考虑加入黄芪除三焦之湿气，或者一些补肾的药物，如附子、肉桂也可以。

立春之后，倒春寒来袭，仅靠麻黄类方发汗很有可能发不出来，这个时候就需要用一些升清之药，如柴胡类方、葛根类方，这样才有助于发汗。因为笔者没有亲临一线，所以不给出具体的方药，但是大家可以在前面的方药基础上选择。

2020 年 3 月 20 日—2020 年 4 月 2 日：少角、太商、少阴君火、厥阴风木。

到了 3 月下旬，天地间才开始正常，原来严寒的春天才开始有了暖意，但是，此时虽然暖意有了，还是有一些肃杀之气，干燥的特点还是存在，寒冷了那么久，突然暖起来了，此时最需要注意的就是上火现象。

主方还是前面所说的那些，但是因为主气有一个少阴君火来了，气候慢慢变温暖了，很多寒性疾病开始出现转机，有的可能会热化。所以在用方的时候，不可温热太过，不然的话有些人服用了温热之药，反而出现了便秘、上火等现象，就会导致功亏一篑了。

2020 年 4 月 2 日—2020 年 5 月 21 日：太徵、少羽、少阴君火、厥阴风木。

从 4 月初到 5 月下旬，因为火气力量慢慢增强，火运太过，所以热气比较明显，此时就会有比较多的上火现象。

此时用方需要分层次，第一个层次是针对纯粹的热证，可用白虎汤、小承气汤、大承气汤等；第二个层次是针对虚热或者湿热，主要考虑三黄泻心汤，还有黄连解毒汤、栀子豉汤，这些都有用到的机会；第三个层次是针对虚实夹杂，主要考虑泻心汤类，比如半夏泻心汤、甘草泻心汤等等。

这里还有一个关键的运气条件，那就是被称为少羽、表示水不及的客运，这个客运可以导致人体肾气不足，所以在治疗的时候，还需要考虑肾不足导致的问题，如果是热病，那就可以考虑增液汤，组成是生地黄、玄参、麦冬；如果没有明显的热证，那就可以考虑用六味地黄丸。

因为此时客气为厥阴风木，所以气候变化比较大，此时很容易感冒，且以风热为主，可以用风热感冒颗粒，还有桑菊饮、银翘散等方剂，还可以考虑《伤寒论》中的葛根汤，葛根汤中还可酌加黄芩。

2020 年 5 月 21 日—2020 年 6 月 15 日：太徵、少羽、太阴湿土、少阴君火。

到了 5 月中下旬，湿热变成了主要的气候，最常见的疾病就是脾胃湿热，还有湿热导致的各种其他问题。这段时间，很多疾病都容易出现中焦郁滞的情况，所以我建议对于这个时间段内来求诊的患者，可以酌情考虑先用五剂半夏泻心汤开畅中焦，然后再看其他问题。

患者如果失眠，那就考虑用半夏泻心汤或者黄连温胆汤；如果是胃胀、口腔溃疡，先用半夏泻心汤,再用其他方剂;如果是皮肤病,可以用消风散、温清饮,温清饮就是四物汤加上黄连解毒汤,此方也可以用于湿疹;如果患者相火旺,有口苦,左关脉出现浮滑,那就要考虑龙胆泻肝汤。

2020 年 6 月 15 日—2020 年 7 月 22 日:少宫、少角、太阴湿土、少阴君火。

从 6 月中旬开始,因为主运是土不及,所以此时的状况又有新的变化。主气客气夹杂而至的湿热本来就很令人恼火,再加上主运土不及导致的脾主运化不及,就会出现很多问题,所以在治疗的时候必须考虑补脾胃,只有补好了脾胃,才能将湿热清除。

所以在前面方剂的基础上,需要加入黄芪、白术、人参之类补气健脾的药物;同时为了防止气滞，还需要加入陈皮、青皮等理气药物；再结合木不及导致的升清不足，还可加入升麻之类提升的药物。

2020 年 7 月 22 日—2020 年 8 月 30 日：少宫、少角、少阳相火、太阴湿土。

从 7 月下旬开始，主要是土不及的主运，所以很多人出现呕吐的现象，同时还有主气少阳相火在，所以可以重点考虑小半夏汤加减，如果热明显，就加入黄连；或者直接用复方黄连素，其主要组成是木香、盐酸小檗碱（黄连素）、吴茱萸、白芍；或者用黄连温胆汤、橘皮汤。

如果此时出现了大量腹泻现象，同时有不少人中暑，就用藿香正气水，加上小柴胡颗粒，两者合用可以达到很好的疗效。

2020 年 8 月 30 日—2020 年 9 月 23 日：太商、太徵、少阳相火、太阴湿土。

整个 9 月份，开始出现干燥，肃杀之气很明显，此时会出现大便秘结、皮肤干燥、咳嗽、咽喉不利等现象，首要考虑的是麻杏石甘汤，其次考虑桔梗汤；如果是感冒，肺炎，咳嗽，首要考虑风热感冒颗粒、葛根汤、桑菊饮等方剂。

如果此时有肝炎爆发，需要重点考虑清热解毒，使用茵陈蒿汤之类的方剂。

2020 年 9 月 23 日—2020 年 11 月 11 日：太商、太徵、阳明燥金、少阳相火。

此时因为主运金太过，克制肝木，还有火热之气太旺，估计很多肝胆疾病会爆发，还有就是肝阴虚的情况会比较多，因为肝血虚导致的咳嗽、失眠状态会比较多。

对于以失眠为主的患者，如果左关脉重取无力，那就用酸枣仁汤；如果是眼睛干涩为主，也有涩脉，那就用四物汤；如果有烦躁，皮肤也有一些不适，舌苔还有黄色，那就用温清饮。

因为干燥太过，会导致咳嗽等问题，咽喉炎反复发作将成为常态，所以需要大量使用半夏厚朴汤，但是此时有热，所以会在这个方的基础上加入一些滋阴的药物，比如沙参、麦冬。

如果是干咳，咳嗽得嗓子冒烟那种感觉，且晚上加重，那可以用麦门冬汤；如果是晚上咳嗽，白天不咳嗽，左关脉还是比较涩，直接用四物汤加知母、麦冬、五味子。

如果是肺部或者咽喉不适比较明显，也就是

火克金现象比较明显，可以直接使用中成药，如凉解感冒合剂，此方组成主要是大青叶、牛蒡子、桔梗、薄荷、马勃、荆芥，既可以清热，也可以解表，特别是对于嗓子难受的咽喉炎患者疗效显著。

2020 年 11 月 11 日—2020 年 11 月 22 日：少羽、少宫、阳明燥金、少阳相火。

到了冬天，还是暖冬，特别是入冬的开始几天，完全没有冬天的感觉，此时就应该注意补肾，用六味地黄丸或者牛膝木瓜汤之类的，将人体的肾气沉降下去，自然能够预防后面的各种问题。

2020 年 11 月 22 日—2021 年 1 月 20 日：少羽、少宫、太阳寒水、阳明燥金。

最后一个运气，主运是水不及，那么冬天肾气不藏的现象会很明显，所以在治疗上最契合时宜的方法就是潜肾阳。

主要方剂可以是半夏泻心汤、酸枣仁汤，也可以是桂枝加龙骨牡蛎汤；不过，通常意义上的潜肾阳，都是用潜阳丹、封髓丹之类的方药。

因为有一个客运是土不及，会有脾胃病的现象，所以此时使用补中益气汤还是很不错的；如果能够在其他方剂中加入一些黄芪，也是可以的。

另外，此时客气是阳明燥金，那么干燥会较明显，此时又要渡过寒冬，最好用温润的方法解决，可以用当归四逆汤加黄芪防治手脚皲裂。

辛丑年五运六气临床用药指南

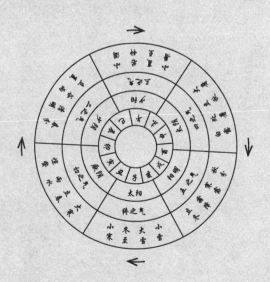

（一）辛丑年运气排布

中运：水不及。

主运：木不及、火太过、土不及、金太过、水不及。

客运：水不及、木不及、火太过、土不及、金太过。

司天：太阴湿土。

在泉：太阳寒水。

主气：厥阴风木、少阴君火、太阴湿土、少阳相火、阳明燥金、太阳寒水。

客气：厥阴风木、少阴君火、太阴湿土、少阳相火、阳明燥金、太阳寒水。

（二）辛丑年特点

农历庚子年，是一个特别的年份，从六十甲子的角度来说，庚子是一个变革之年，所以网络上很多人用各种事实证明了其特殊性，而庚子年的新冠肺炎疫情再次对这个动荡的世界给出了一个神秘的回答。其实2020年出现的粮食危机、新冠肺炎疫情、局部战争等，很大程度都是因为气候的异常导致的，因为异常的气候，自然会导致其他很多问题。五运六气就是通过分析气候的异常来分析疾病发病规律的，这些规律看起来很神秘，其实有很多可以追寻的痕迹，只是很多时候我们不知道而已。

我们知道，在历史上，庚子年往往是多灾多难的一年，而这个多灾多难一般也会持续到辛丑年，比如我们知道的上一个庚子年其实就是因为自然灾害导致了粮食减产，造成了国家经济困难，而这个自然灾害前后持续了三年。这一轮的甲子，从己亥年开始，其实也在变坏，特别是2019年的冬季开始出现了危害人类健康的新冠肺炎疫情，而2020年这个庚子年，从疫情到粮食生产以及世界格局的巨变，将持续存在。所以2021辛丑年，这个比较特殊的年份，其实气候也是异常的，会出现很多问题。

2019年的异常，主要是因为土不及，厥阴风木克土，所以很多是因为脾土的问题导致的，包括很多地震灾害的发生；2020年的问题主要是君火克金，同时又有金太过克木，所以气候变化极其复杂，也不是一两句话能够解释清楚的；2021年，又将如何呢？从总体看，主要还是中运水不及，另外还有太阴湿土司天，这两者在一块，其实意味着整年会出现雨水太过的现象，特别是上半年，我们需要注意的就是如何预防水不及的中运还有太阴湿土司天导致的水湿问题。

（三）辛丑年主要健康问题

五运六气可以分为两类，其中一类是因为五运导致的各种问题，这就要以五运的太过不及作为基本的规则，根据五行之间的不平衡推测最终的问题。2021 年是辛丑年，丙辛合化水，中运水不及，所以这一年的主要问题还是从水不及开始的。

一是水不及导致肾虚，对于大多数人来说，这一年的肾虚会比较明显，特别是很多人本身就有肾虚的体质因素。这个时候，我们需要注意的疾病不少是因为肾虚导致的，而补肾将成为这一年的主题，所以我在推荐给大家的养生方案上，也会重点提示补肾。

二是水肿，肾是一个管理人体水液代谢的重要器官，多数水肿都与肾相关。肾气虚导致的水肿，大概相当于现在的肾炎之类的问题，所以平时有肾病的患者需要重点防护。而我们治疗肾虚的方药之中，有不同的讲究，因为肾虚也有肾阴虚、肾阳虚、肾气虚、肾阴实等差别，这些或多或少都会导致一些水肿。

三是很多风湿性关节炎患者病情将加重，因为中医说肾是主骨的，所以很多与筋骨有关的疾病都可以和肾相关联。我们知道的风湿性疾病，有一大部分是跟肾气有关的，肾虚则疾病加重，肾气恢复则疾病减轻，所以这一年的风湿性疾病患者也比较难受。

四是冬季的流感，每逢辛年，因为中运是水不及，就很容易导致暖冬，所以这个时候流感爆发的概率就比较高，而辛丑年的冬季因为主运是水不及，最后一个客运是金太过，最后一个主气是太阳寒水，最后一个客气也是太阳寒水，寒冬的可能性稍微大一些，所以这一年虽然也有流感，但不是很严重，而且以寒性流感为主。历史上，辛年出现瘟疫的概率比较高，不过一般都是夏季，辛丑年因为有夏季的二之气比较热，特别是有两个少阴君火（二之气主客气都是少阴君火），所以也有可能爆发流感。因为紧接着 2020 年的疫情，所以在 2021 年夏季，须密切关注新冠肺炎疫情的变化，防止其再次流行。

2021 年是太阴湿土司天，太阳寒水在泉，所以从整体客气角度而言，整个一年是寒湿之气比较严重的，上半年是湿气重，下半年是寒气重。上半年湿气重，加之客气二之气比较热，则湿热之气会伤及人体肾脏，会加重水不及导致的肾的问题，所以上半年湿热性质的风湿性关节炎会加重，也会出现其他风湿病加重，另外肾虚腰酸背痛的患者病情也会加重；下半年，则是寒湿为主，此时的肾气虚导致的肾病也会因为寒湿加重而加重。因为寒湿克火，所以到了下半年，还需要注意因为寒湿之气克制心火太过导致的心脏问题。

总之，2021 年的五运六气具有同质性，所以它们之间会有重叠，而不是简单的互补，特别是湿土司天与水不及之间，其实作用的力度是一个方向的，所以对人体的害处是很大的，一不小心，很多疾病就会恶化，或者治疗后虽能稍微好转一下，但很快就变回原来的状态。

（四）辛丑年运气用药详解

1. 运气详序

下面按照主运、客运、主气、客气的顺序分时间段排列辛丑年运气（按照主运、主气同一个时间点开始，即从大寒节排）。表示主客运的"角徵宫商羽"分别对应"木火土金水"。少为不及，太为太过。

2021 年 1 月 20 日—2021 年 3 月 20 日：少角、少羽、厥阴风木、厥阴风木。

2021 年 3 月 20 日—2021 年 4 月 2 日：少角、少羽、少阴君火、少阴君火。

2021 年 4 月 2 日—2021 年 5 月 21 日：太徵、少角、少阴君火、少阴君火。

2021 年 5 月 21 日—2021 年 6 月 15 日：太徵、少角、太阴湿土、太阴湿土。

2021 年 6 月 15 日—2021 年 7 月 22 日：少宫、太徵、太阴湿土、太阴湿土。

2021 年 7 月 22 日—2021 年 8 月 30 日：少宫、太徵、少阳相火、少阳相火。

2021 年 8 月 30 日—2021 年 9 月 23 日：太商、少宫、少阳相火、少阳相火。

2021 年 9 月 23 日—2021 年 11 月 11 日：太商、少宫、阳明燥金、阳明燥金。

2021 年 11 月 11 日—2021 年 11 月 22 日：少羽、太商、阳明燥金、阳明燥金。

2021 年 11 月 22 日—2022 年 1 月 20 日：少羽、太商、太阳寒水、太阳寒水。

2. 运气详解

2021 年 1 月 20 日—2021 年 3 月 20 日：少角、少羽、厥阴风木、厥阴风木。

2021 年的 1 月 20 日开始，正式进入辛丑年的五运六气，由于辛丑年的六气主客气都是一致的，所以这样很容易导致这一年的气候出现异常，要么都是火，要么都是水，所以很不利于人类的生存，这也是为什么辛丑年容易有自然灾害的原因。2021 年疾病的主要病机是肾虚，所以我们在考虑春季用药的时候，也要重点考虑这方面的用药，因为肾虚，又有厥阴风木作用，风火相煽，容易导致虚阳上扰，很多高血压患者应该会出现一些问题，此时我们最应该注意的是各种脑中风患者，所以小续命汤、地黄饮子、资寿解语汤等著名方剂将有很大的用武之地。

木不及的主运，加上水不及的客运，可以看出多少会导致一些肝胆疏泄不足的问题，而主客气厥阴风木的出现可以稍微缓解，此时可以考虑用补中益气汤、升麻葛根汤、柴胡桂枝干姜汤等方剂。

因为肾气虚，还带有主运木不及导致的寒气，所以肾虚大多数会表现为肾阳虚，温肾阳的药物还是要多用一些的；对于因为寒气导致的腰酸腿疼或者筋骨痛，肾气丸、附子理中丸也有可以用到的机会。

对于风湿性疾病导致的疼痛，可以考虑用天雄散、乌头汤、桂枝芍药知母汤等。如果是肝气郁结导致的，则要考虑以四逆散或者柴胡疏肝散作为主要方剂加减。

此时春季的感冒，以风寒感冒为主，常用的风寒感冒颗粒、感冒疏风颗粒皆可作为备选方案，而经方中的桂枝柴胡汤、小柴胡汤、桂枝麻黄各半汤皆可作为我们的备选方案。

2021 年 3 月 20 日—2021 年 4 月 2 日：少角、少羽、少阴君火、少阴君火。

到了 3 月 20 日左右，气候会发生比较大的改变，也就是说从原来的寒气重变得好一些，出现了一点点暖气，此时应该说还是有一丝的寒意，但是呢，因为有两个少阴君火出现，其实气候就会相对较暖了。气候虽稍微有一些变化，但是也不至于太大，所以推荐用药跟前面的时间段类似，没有太大的变化，唯一需要注意的就是可能出现上火现象，此时可以考虑加入增液汤。

2021 年 4 月 2 日—2021 年 5 月 21 日：太徵、少角、少阴君火、少阴君火。

4 月初，主运太徵，火太过，且主气客气都是少阴君火，故而此时的气候会变得异常热，所以我们必须注意因为火太过导致的各种问题。因为火太过，而前面的季节也有温热之气，2020 年的疫情此时还有可能再次爆发，这次如果爆发，可能会延续一段时间，在短期内是很难消下去的。所以，要做好防疫措施，不能麻痹大意，但也不必过度惊慌。

因为主运太徵的出现，其实最大的问题还是肺部。肺部问题还可以表现为皮肤病，包括湿疹之类，也可以表现为咽喉炎或者鼻炎；加之主客气的少阴君火，其实问题会更加突出，同时还有一个水不及的中运，所以这种"阵仗"下，肺炎或者流感爆发的可能性是很大的，我们必须注意。

如果出现了肺炎或者肺热出鼻血等现象，此时可以考虑的是麻杏石甘汤加减，具体可以加减黄芩、黄连、栀子等，也可以用凉解感冒合剂等中成药，此时如果用千古名方人参败毒散，最好也要加入一些清热除湿之药；对于湿疹之类的皮肤病，更多地可以考虑温清饮、消风散，因为肾虚，所以温清饮的使用概率会高一些；因为客运的木不及还有影响，所以肝胆的疏泄功能也会出现一些失常，此时应该注意的是肝胆性疾病的偶然发作，比如突然胸胁疼痛或者是肝胆部位的疼痛，其他胆火上炎的现象也可能存在。

2021 年 5 月 21 日—2021 年 6 月 15 日：太

徵、少角、太阴湿土、太阴湿土。

5 月中旬以后，因为火热之气比较重，火热本来就会携带一定的水湿，而此时的主客气都是太阴湿土，两个太阴湿土同时出现，一般情况就会导致气候比较潮湿，比如南方雾气会比较大，烟雨蒙蒙，湿漉漉的天气天天有，加之辛丑年中运水不及所导致的肾虚倾向，所以此时风湿性疾病很严重，肾虚也会很明显。

如果是湿邪在上焦，一般会有湿热的情形，此时应该会有湿疹的大规模爆发，对湿疹的治疗主要考虑的是祛湿。在上焦的湿邪，只需要用风药即可，比如以防风、羌活、麻黄之类方剂为代表的药物，消风散自然也可以用得上。如果湿邪比较严重，还可以用麻黄加术汤或者麻杏薏甘汤，不过此时主运有火太过，必须在除湿的同时加入一些清热的药物。

好的。

如果湿邪在中焦，此时最常见的就是很多胃炎，浅表性胃炎的发病率会比较高，我们需要重点考虑的是燥湿，常见的药物有藿香正气水。藿香正气水虽然是给湿气重的患者使用的，但是一般还要患者有脾胃运化失常才比较适合，特别是吃了生冷之后腹泻，如果不是腹泻较厉害，还不一定需要。次之就是半夏泻心汤之类的方剂，但是在使用这些方剂的时候，必须加入一些燥湿的药物，比如茯苓、豆蔻之类的。如果湿热之气比较明显，可以考虑使用小柴胡汤和五苓散的合方，这个方剂的主要作用部位是中焦而不是下焦。也可以考虑我们经常用到的平胃散，因为里面既有燥湿的药物也有理气的药物，对于湿气重导致的各种问题有比较好的针对性。

如果湿热之气在下焦，如尿道感染、尿路结石、膀胱结石等，一般要注意观察患者是否有小便不利、口渴的现象，若有，此时就可以考虑用五苓散之类的方剂；如果有肝胆的问题，就可以用茵陈五苓散或者是茵陈蒿汤；如果阴虚比较明显，也可以用猪苓汤。

在祛除上中下焦湿邪的同时，我们始终要知道，湿邪是侵害肾的主要力量，所以很多人会表现出肾虚，此时就应该在原来的方剂中加入一些补肾的药物，比如熟地黄、肉苁蓉，或者五子衍宗丸之中的五子。

2021 年 6 月 15 日—2021 年 7 月 22 日：少宫、太徵、太阴湿土、太阴湿土。

6 月 15 日以后，气候比前段时间好一些，但是这一个月因为主气客气还是太阴湿土，所以这段时间应该是一年之中湿气最重的时刻，用药特点可以维持前面那段时间的特色。不过这个时候主运是土不及，所以脾胃疾病会加重，此时我们应该有一些思路转变，由原来的除湿改为健脾。

所以这一个月我建议主要使用健脾胃的方法，重点是用四君子汤、补中益气汤、戊己丸、六君子汤之类的方剂；如果是气虚比较明显，纳差，嘴唇无色，重点考虑用四君子汤；如果还有一些痰饮，肠胃虚弱，则可以考虑六君子汤；如果有肝胃不和，出现了腹痛，或者气滞的现象，则用戊己丸；如果是中气下陷，则可以重点考虑补中益气汤。

2021 年 7 月 22 日—2021 年 8 月 30 日：少宫、太徵、少阳相火、少阳相火。

在 7 月中旬以后，其实脾胃不足的现象依然存在，同时还会有其他毛病，那就是燥热比较强，暑热之气比较明显，因为此时一般是每年最热的时候，而客运又是火太过，客气是少阳相火，此时最应该注意的就是中暑，还要注意火热之气烧灼肺金、大便出血、痢疾之类的疾病可能将爆发。

此时应该重点考虑的方剂是治疗中暑的人参白虎汤、竹叶石膏汤、清暑益气汤，或者是香薷饮、十味香薷饮等等。如果是气虚，消渴严重，还有高热现象，那么可以考虑人参白虎汤；如果还有虚象，如一些疾病刚痊愈的患者，此时应该用竹叶石膏汤作为养护方剂；平时气虚的患者，或者容易出现气虚者，以清暑益气汤为主。

此时火热之气很旺，主要是克害肺金，所以在用药的时候可以考虑使用桔梗、生甘草、金银花、黄芩等清肺热之药，也可以用麻杏石甘汤之类的方剂，总之此时以火热之气为主要矛盾。

2021 年 8 月 30 日—2021 年 9 月 23 日：太

商、少宫、少阳相火、少阳相火。

从 9 月初开始，火热之气还在，所以金受伤，大肠、肺部问题依然存在，便血、流鼻血、咳嗽、气喘依旧会比较多，但是又有了一分燥气，所以燥热合流，此时最应该注意的就是燥热导致的肺金受损问题，所以我们需要润肺燥、清肺热。

治疗上，以麻杏石甘汤作为基础方剂的加减法会比较好，由此可以推导出很多可用方剂。此时的状态，其实还是很容易出现火灾，所以燥热严重的条件下，我们还需要注意不少阴虚的患者很容易不舒服，此时就应该补其肾阴，可以考虑用知柏地黄丸之类的滋阴之物。

2021 年 9 月 23 日—2021 年 11 月 11 日：太商、少宫、阳明燥金、阳明燥金。

从9月中下旬开始，火热之气变得没那么重了，但是燥气开始加重，所以很多人皮肤干燥，如果这段时间同时出现寒冷的现象，就会出现皮肤皲裂。

同时还要注意此时的客运是土不及，所以脾胃会比较虚，可准备一些补中益气丸或者戊己丸，对于脾胃一向不佳的患者，可在此基础上酌情加减。

这个时间段的气候主要是干燥，所以润肺是主要的治疗方略。所谓润肺方药，主要可以考虑治疗外感疾病的麻黄汤、桂枝麻黄汤等，其中的杏仁要加大用量，或者用一些风药，在润燥的同时还需要用一些滋补脾胃的药，比如麦冬、竹沥、玉竹等。

金太过，克制的是木，所以这段时间肝胆问

题会比较明显，而燥气重的条件下一般问题就是肝气郁结、肝血亏虚证，此时就可以用上四逆散加麻杏竹（竹沥）甘汤；或者是四物汤加一些健脾胃之药，这些都是常用的；如果还有内热导致便秘，就需要用调胃承气汤或者增液汤之类的。

2021 年 11 月 11 日—2021 年 11 月 22 日：少羽、太商、阳明燥金、阳明燥金。

11 月 11 日左右，虽然有燥气，但是冬季来临得还是比较慢，此时不但没有冬季的表现，反而令人感觉比秋季还热一些了，所以这段时间最应该注意的是因为肾水亏虚导致的失眠或者是肾虚导致的各种疾病，如妇人会有月经不调及其他各种问题。

不过，此段时间比较短，所以对于很多人来说，"换防"的必要性不是太大，我们还是要看下一阶段的主要问题。

2021 年 11 月 22 日—2022 年 1 月 20 日：少羽、太商、太阳寒水、太阳寒水。

辛丑年的最后一个节气是水不及的主运，金太过的客运，虽然水不及的主运一般代表着暖冬，但是因为客运是金太过，还有太阳寒水的客气，总体来说气候还是相对比较冷的，不是暖冬，所以流感爆发的可能性不是太大，倒是很多阴寒性疾病爆发的可能性很大。

因为经过一年的中运水不及的作用，人体的肾气已经受到了伤害，一旦冬季来临，以肾虚为主要病因的疾病可能会集中爆发，加之此时重叠了寒水之气，其实就是意味着寒性的肾虚疾病很可能会爆发，所以在治疗的时候，需要重点考虑的是肾气丸这种温补肾阳之方，或者直接用四逆汤、白术附子汤、桂枝附子汤等。

在补肾的时候，一般需要注意的是患者的中焦和上焦是否已经打开。如果上焦未开，则需要先用解表之药，比如麻黄附子细辛汤或者麻黄附子甘草汤；然后看中焦是否打开，如果中焦寒湿比较重，或者有湿热，则先要进行燥湿，用六君子汤或者半夏泻心汤；最后才是补肾，补肾的时候要用肉桂、附子之类温肾阳的药物，也要用巴戟天、菟丝子、肉苁蓉、续断等温肾之中兼补肾精的药，还要用除湿的药，比如白术。

壬寅年五运六气临床用药指南

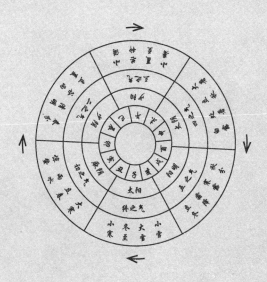

（一）壬寅年运气排布

中运：木太过。

主运：木太过、火不及、土太过、金不及、水太过。

客运：木太过、火不及、土太过、金不及、水太过。

司天：少阳相火。

在泉：厥阴风木。

主气：厥阴风木、少阴君火、太阴湿土、少阳相火、阳明燥金、太阳寒水。

客气：少阴君火、太阴湿土、少阳相火、阳明燥金、太阳寒水、厥阴风木。

（二）壬寅年的特别之处

2022 壬寅年是在不太平静的年份之后出现的，历史上因为没有太多壬寅年发生的大事情，所以此年历来不太被人重视，但是壬寅年是否就会一帆风顺呢？从中医五运六气的角度来说，壬寅年其实也不是太好的年头，因为这一年出现了不利于人类的气候，具体如何呢？

这个事还需要回到中医的基础理论，中医认为所有的动物都可归类为五种虫——毛、羽、裸、介、鳞，比如鱼类是鳞虫，甲壳类是介虫，鸟类是羽虫。不同的虫又对应不同的五行，"毛羽裸介鳞"分别对应"木火土金水"。五行之间有生克制化的关系，如果哪一年是不利于某种虫类的，那么这一类生物就会面临比较大的问题。如蚯蚓和人类等没有毛的、裸体的动物就叫裸虫，裸虫属于五行之中的土，而对土抑制作用最强的就是我们熟知的木，因为木克土。

知道这个道理，我们就能理解为什么壬寅年不利于人类了。其实这一年的特色就好比丑未之岁，丑未之岁在六气来说，主气与客气是同步的，比如初之气主气为厥阴风木，客气也是厥阴风木，这样的话就会加重自然界的不平衡，而人类最需要的就是平衡，只要大自然的平衡被打破了，人类就有生病的可能。

六壬年与丑未之岁类似，不过变为了主客运一致的年份，这与主客气一致的年份同理，也会加重自然界的不平衡。比如壬寅年初之气主气为木太过，本来就是一个暖春了，一般还没有到立春的时候就会出现春温现象，加之还有一个木太过的客运在，这样暖春的程度就更加重了，所以这一年的春天是比较明显的暖春。

　　壬寅年不但春天主客运都是木太过，而且夏天也都是火不及，所以总是出现一些极端气候。这种条件下，其实很多瘟疫就有爆发的可能了。我们知道历史上的壬辰年，因为太阳寒水司天，所以那一年湿气很重，加之木太过克害脾胃，所以爆发了非常严重的瘟疫，而李东垣就是基于此次瘟疫撰写了我们熟悉的《脾胃论》和《内外伤辨惑论》。这两本书在中医历史上的影响不可谓不小，根本原因还是他揭示了疾病的根本规律。

　　所以，如果大家想在壬寅年提升自己的临床水平，除了看看我们的《指南》之外，还有必要好好读一下李东垣的《脾胃论》，包括其中的经典名方，还有李东垣理论的基础。李东垣补土理论之所以能够这么火，能够发挥这么大的作用，其实和人类属于裸虫关系很密切。

　　所以从五运六气的角度看，很多医家的理论

是有偏颇的，是在某种特定的环境条件下提出来的，对我们的影响也应该是在特定条件下的，而不是千篇一律的，我们如果能够将历史条件带入医家的思想之中，其实就可以很好理解古代医家的内容，这就是所谓的"知人论世"。

（三）壬寅年主要健康问题

壬寅年按照五运六气的规律，中运是木太过，司天是少阳相火，在泉是厥阴风木，这三个要素定了之后，我们再定主气客气，主运客运，这样再去推演气候的变化、疾病的特点及如何使用药物，就有一定的规律可循了。

每逢中运木太过的年份，人们的脾胃就容易出问题，所以壬年的主要问题之一就是脾胃疾病。下半年，因为在泉的厥阴风木和中运的木太过共同作用，脾胃问题会更加突出，此时就应该重点关注了。当然，还有其他一些问题。

　　具体而言，壬寅年的脾胃问题主要是因为肝胆疏泄太过，克害脾胃太过导致的。肝胆疏泄太过，又遇土太过，正是因为这两个太过，所以才会有脾胃问题，此时应该会出现大量的腹痛患者，或者是气滞血瘀的原因，或者是寒气内攻的原因，但是都要考虑从疏肝理气入手。

　　另一个是四肢问题，我们知道脾主四肢，脾胃出问题，那么手脚关节也会出现问题，主要还是气虚导致的，所以在治疗上可以考虑理气和补气之药。

　　再一个问题是腹痛，包括痛经。很多患者腹痛不是因为寒气，也不是因为食积，而是因为肝气太横，克害脾胃，所以导致了腹痛。另外，妇女的痛经，很多都是与肝有关的，在治疗的时候需要重点考虑木太过这个因素。

还有肺部疾病须注意。因为上半年是少阳相火司天，而火容易克害肺金，所以这个年度的上半年，肺部问题会很明显。而下半年厥阴风木在泉，加之中运木太过，则主要是木克土的问题，此时的脾胃问题也会比较严重，另外，木太过则生相火，所以会导致更加严重的肺部问题。其实，经过辛丑年的气候，新冠病毒可能已经所剩无几了，但是到了壬寅年，有可能再次出现，对这个必须引起注意。

最后是高血压等疾病的高发，由于中运木太过，少阳相火司天，厥阴风木在泉，所以 2022 年的气候将非常明显地不利于高血压等患者，对此应该提早预防，而在预防的时候主要还是从脾胃和肾两方面着手。

（四）壬寅年运气用药详解

1. 运气详序

下面按照主运、客运、主气、客气的顺序分时间段排列壬寅年运气（按照主运、主气同一个时间点开始，即从大寒节排）。表示主客运的"角徵宫商羽"分别对应"木火土金水"。少为不及，太为太过。

2022 年 1 月 20 日—2022 年 3 月 20 日：太角、太角、厥阴风木、少阴君火。

2022 年 3 月 20 日—2022 年 4 月 2 日：太角、太角、少阴君火、太阴湿土。

2022 年 4 月 2 日—2022 年 5 月 21 日：少徵、少徵、少阴君火、太阴湿土。

2022 年 5 月 21 日—2022 年 6 月 15 日：少徵、少徵、太阴湿土、少阳相火。

2022 年 6 月 15 日—2022 年 7 月 22 日：太宫、太宫、太阴湿土、少阳相火。

2022 年 7 月 22 日—2022 年 8 月 30 日：太宫、太宫、少阳相火、阳明燥金。

2022 年 8 月 30 日—2022 年 9 月 23 日：少商、少商、少阳相火、阳明燥金。

2022 年 9 月 23 日—2022 年 11 月 11 日：少商、少商、阳明燥金、太阳寒水。

2022 年 11 月 11 日—2022 年 11 月 22 日：太羽、太羽、阳明燥金、太阳寒水。

2022 年 11 月 22 日—2023 年 1 月 20 日：太羽、太羽、太阳寒水、厥阴风木。

2. 运气详解

2022 年 1 月 20 日—2022 年 3 月 20 日：太角、太角、厥阴风木、少阴君火。

2022 年的开春，或者说从 1 月 20 日左右开始，就要面临暖春，而此时的立春还没有到来，却在立春前就有了春天的气息。在这种情况下，我们首先应该提防的是木太过导致的肝胆疏泄功能太旺盛。此时不少人开始出现头晕等现象，表明可能有肝风内动的迹象，头晕、头痛、呕吐、腹痛等大量症状开始涌现，所以我们在治疗的时候要着重考虑一些去肝风的药物，还有治疗痰饮的方剂。

这个春天，因为有客气的少阴君火，所以会有一些上火的现象，用方方面可以考虑的是半夏白术天麻汤、小续命汤、桂枝汤加减、小建中汤等，稍微可以加入一些黄芩、黄连之类的药物，因为一整年的气候都是不利于脾胃，所以建议在此基础上再加入一些补脾胃的药物，如黄芪、白术、党参之类的，或者使用半夏泻心汤之类的方剂加减。

暖春一般有一个问题，那就是出现风温，所以治疗感冒的时候应该着重使用一些温病学派常用的药物，而在温病学派的方剂之中，可以重点考虑桑菊饮、银翘散之类的。如果是使用经方，葛根汤、小柴胡颗粒是比较好的，在此时还可以加上一些清热的药物。

2022 年 3 月 20 日—2022 年 4 月 2 日：太角、太角、少阴君火、太阴湿土。

到了 3 月 20 日左右，主运客运还是木太过，温度还不低，但是因为有一个主气客气的变化，所以整个气候也出现了一些改变，原来的温变成了有点湿热，此时虽然时间不是很长，但是治疗疾病也要考虑除湿的药物。

因为有火，有湿，所以会表现出来湿热，此时的湿热还没有太明显，其热不扬，但是为了提防加重，还是考虑在前面开的方剂之中加入一些透热的药物。

2022 年 4 月 2 日—2022 年 5 月 21 日：少徵、少徵、少阴君火、太阴湿土。

经历了比较温热的春季，来到了比较凉快的夏季，2022 年的夏季，看起来是比较凉快的，所以这一年的夏季比较不错。但是凉快的夏季其实也面临着很多问题，比如火气不足容易导致心脏问题，也容易导致寒湿比较重的人出现问题。而此时的客气还是太阴湿土，意味着湿气重，会阻滞阳气的运行，加之还有阳气不足的主客运，所以夏季最应该注意的就是要祛湿扶阳。

从夏季开始应该会出现比较多的胸痹患者，但是这种胸痹不是简单的阳气虚，还有湿气重的因素，所以我们在使用半夏薤白白酒汤的时候，还需要加入一些除湿的药物，如茯苓、白术、藿香、肉桂、干姜等药物；或者用四逆散之类的药物，不过也要配合理中丸温中，这样疗效才好。

夏季凉快，很多时候也可以用到附子，比如有不少寒湿严重的患者，就可以用附子理中丸、天雄散、柴胡桂枝干姜汤、桂枝芍药知母汤。但是，对于很多属于陈年旧疾的风湿、类风湿患者，猛然使用附子、天雄等峻药，很多会出现副作用，需要我们时刻注意。

2022 年 5 月 21 日—2022 年 6 月 15 日：少徵、少徵、太阴湿土、少阳相火。

从 5 月 21 日开始，气候变化不是很大，只是从原来的不定期下几天雨变成了下雨是常态，也就是我们看到的太阴湿土是主要气候特点，稍微有那么几天变成了很热，此时在组方的时候就必须考虑湿土的影响了。应该在原来的方剂基础上，加大除湿药物的使用。

祛太阴湿土之湿，防风之类的风药可以，苍术也可以，还可以是羌活、麻黄之类的药物。这短时间，因为是寒湿比较明显，所以我们可以用一些调节脾胃的药，如藿香正气水之类的，还有五积散亦可。

2022 年 6 月 15 日—2022 年 7 月 22 日：太宫、太宫、太阴湿土、少阳相火。

到 6 月中旬左右，气候变得比较湿热了，这个时候最主要的矛盾由原来的阳气不足变成了湿热太过。而且此时的湿热太过表现得非常明显，往年的湿气重可能只是稍微能感觉到，但是 2022 年的湿气重异常明显，桑拿天应该是很严重的。

此时最应该提防的就是暑热疾病，而且很多疾病此时也表现出来了暑热疾病的特点，在治疗疾病的时候也需要用到很多除湿、清热、透热的药物。对于不少感冒患者此时应该可以用一些风热感冒药，但是在使用药物的时候一定要考虑湿气的作用，加入一些除湿的药物如神曲、苍术、藿香、芦根之类，非常有必要。

土太过，则会克制肾水，所以2022年夏季肾虚的患者将异常难受，有的患者会出现膀胱气化不利的现象，在6月中旬左右就应该会有不少人小便不利，会有水肿的现象，此时我们可以用经方之中的五苓散，也可以用小柴胡汤加五苓散。

对于有肾结石的患者，此时也可以提前预防，比如吃一些五苓散加减组成的方剂。对于水肿，除了五苓散之外，我们还可以考虑使用麻杏薏甘汤、黄芪防己汤、三仁汤等针对湿邪的药物。在运用这些经方的时候，一定要考虑湿热因素，酌情加入一些透热的药物，如栀子、连翘、牛蒡子之类。

此时因为气候特点非常明显，很有可能爆发因为脾胃虚弱导致的湿热类型的传染病，所以大家也应该有一定的思想准备，在治疗上，还是以湿热作为最基本的病机。

2022 年 7 月 22 日—2022 年 8 月 30 日：太宫、太宫、少阳相火、阳明燥金。

7 月下旬，湿热的气息还是那么浓重，但是慢慢地开始有燥热的现象，所以我们在治疗疾病的时候不能单独考虑一个太阴湿土，还需要考虑燥金的到来，不过这只是偶尔出现，只要在使用中药的时候，稍微加入一些润燥的药物即可。

本来少阳相火与燥金之间的组合，会出现火灾比较频发的现象，但是因为还有一个土太过在，此时的气候倒不是太干，所以火灾也不是很严重。但是只要有一点燥气在，人体就会有反应，此时就可以加入杏仁、麻子仁、苏叶、甘草等可以润燥的药物，当然，在润燥的时候一定要考虑温热的气候，所以清热的药物也少不了。

2022 年 8 月 30 日—2022 年 9 月 23 日：少商、少商、少阳相火、阳明燥金。

2022 年的秋季，特点不是太明显，因为秋季来临得比较晚，一般来说 8 月 7 日左右就是立秋的时候，但是此时秋的气息还不是很浓重，一方面是因为主客运都是金不及，所以秋季特点不明显，一方面则是因为少阳相火在，所以会有秋老虎的出现，所以我们应该担心的是这个。

金不及，所以会有火来克金的现象，所以这年的秋季应该有很明显的肺火刑金，比如咳血、肺出血、流感等疾病都比较容易爆发，所以我们要应对的就是如何滋阴补肺阴。一般来说，秋季是痢疾爆发的一个重要时间，此时的气候因为是比较热的，所以痢疾也有可能大量爆发。

在用药上，治疗咳嗽可以用清热的药物，而麦门冬汤、沙参麦冬汤、黄连阿胶鸡子黄汤这类清热又滋阴的方剂也有用到的可能。另外，如果是痢疾爆发，也有可能用得上黄芩汤或芍药汤。

2022 年 9 月 23 日—2022 年 11 月 11 日：少商、少商、阳明燥金、太阳寒水。

到了 9 月中下旬，其实秋的气息还是不太浓重，不过此时有了一个太阳寒水的客气，我们慢慢可以感受到气候变冷了，所以此时我们就应该考虑凉燥的影响了。前期出现的咳嗽是虚热咳嗽或者是燥热咳嗽，但是到了深秋季节，就是明显的凉燥了。

前面用的方也要发生变化了，此时应该用一些治疗风寒感冒的方剂，比如麻黄汤、荆防败毒散之类的。如果疗效不好，可以适当加入一些肉桂、附子之类的热药。

2022 年 11 月 11 日—2022 年 11 月 22 日：太羽、太羽、阳明燥金、太阳寒水。

2022 年的冬季，将会比往年更加寒冷，寒冷的气候从 11 月上旬开始慢慢呈现。因为寒冷的气候很多时候会导致心脏问题，风湿性疾病加重，还有不少老慢支等寒性疾病集中爆发。

所以，此时主要预防的是寒性疾病，在运用经方的时候，以下几类方剂可以重点考虑。如果是心脏问题，那么可以用四逆散加上理中丸、苓桂术甘汤等方剂，如果怕冷严重，那就加入肉桂、干姜、附子；如果是老慢支之类肺系疾病的爆发，则用小青龙汤、麻黄桂枝各半汤、麻黄附子细辛汤等方剂，病情缓解之后，就可以用附子理中丸之类补中的药物，当然此时也可以用补中益气汤加减。

2022 年 11 月 22 日—2023 年 1 月 20 日：太羽、太羽、太阳寒水、厥阴风木。

冬季虽然是寒冬，但是偶尔也会有那么一段时间出现暖风，这就是厥阴风木导致的，但是因为这一年的冬天实在是太冷了，"冬伤于寒，春必病温"，2023 年的春天很有可能爆发瘟疫，这也是我们从"非典"的案例中得到的启示，所以这一年的冬季，最后的时间需要格外注意。

寒冬腊月，温度超级低，但是不影响爆发流感。如果此时有流感，那也是风寒型的流感，在治病的时候主要考虑的是宣肺，可以用人参败毒散之类的方剂，也可以考虑用麻黄汤之类的方剂，不过或多或少可以加入一些肉桂、附子之类的热性药物。

癸卯年五运六气临床用药指南

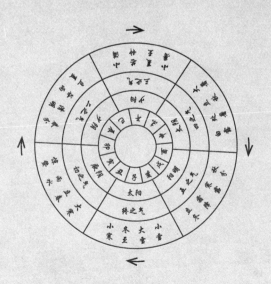

（一）癸卯年运气排布

中运：火不及。

主运：木太过、火不及、土太过、金不及、水太过。

客运：火不及、土太过、金不及、水太过、木太过。

司天：阳明燥金。

在泉：少阴君火。

主气：厥阴风木、少阴君火、太阴湿土、少阳相火、阳明燥金、太阳寒水。

客气：太阴湿土、少阳相火、阳明燥金、太阳寒水、厥阴风木、少阴君火。

（二）期待2023年的丰收

在历史上，癸卯年是一个比较平凡的年份，经过了庚子年、辛丑年的大事件，到了壬寅年末，相对比较平静。但是我们依然要看到，在2022年的冬季，因为有水太过的主运、客运在，所以在这个寒冷的冬天会下很多雪，而雪的来临，意味着很多病虫害会被消灭，俗话说"瑞雪兆丰年"，这就意味着2023年其实是一个丰收的年份。

2023年到底是否可以丰收呢？我们用五运六气的逻辑推理一下，就很简单明了。

首先是因为戊癸化火，癸年中运都是火不及，所以这一年相对来说整体温度不会那么高，乍看起来不太适合庄稼丰收。但是庄稼的丰收大多数在7月初，特别是7月中旬，因为三运的到来，有一个土太过，而第二步运的客运也是土太过，对于南方的早稻来说，是比较好的。

到第三步主运的土太过，湿热之气比较旺盛，一直到秋季，因为二季稻之类的农作物需要温度和湿度的保障，而秋季的主要气候就是土太过，这对于农作物的收成很有利，所以二季稻也偏向于丰收。

这两个土太过的主客运，还有三之气的客气阳明燥金配合，可以说一季稻、二季稻都是可以丰收的，所以这一年是一个丰收的年份，很值得大家期待。

癸卯年应该是经历了庚子年、辛丑年、壬寅年之后的一个非常好的年份，风调雨顺，所以我们要倍加珍惜。

（三）癸卯年五运所主

癸卯年的中运是火不及，由此很多因为火不及导致的问题会加重，这个需要我们重点考虑，因为火不及意味着心火不足系列疾病增多，整体阳虚类疾病和胆囊疾病也可能会爆发，主要可以总结如下：

一是心脏疾病爆发，包括心血管疾病，比如心绞痛、胸胁痛、心悸、神志问题等。主要需要注意的就是在寒冷的时候及时防治心阳虚导致的心脏问题。因为有火不及的主运，本来炎热的夏季可能出现相对的寒凉，人体一时没有适应，也会出现很多问题。

二是阳气虚导致的其他问题，比如阳虚则会有四肢寒湿重，关节炎、风湿病会加重，阳气不能舒展开来，就会导致一系列肢体疼痛问题，这个需要重点注意。

三是心胆疾病，很多情况下，胆囊问题会和心脏问题同时出现，此时也不可忽视。

四是火不及自然会有水来克，而火之子湿土能救，此时就会有湿气太重导致的各种问题，这种问题表现在肾气虚的人身上，就是腹满、水肿等疾病。

（四）癸卯年六气所主

2023 年的司天是阳明燥金，在泉是少阴君火，所以上半年主要是阳明燥金导致的问题，下半年是少阴君火导致的问题，主要有以下易患疾病。

一是大量的肝胆疾病出现。因为阳明燥金是金，可以克制肝木，这样的话就会出现一些肝胆疾病，我们所说的肝胆疾病既包括了中医意义上的肝胆，也包括了现代医学意义上的肝胆和一些消化系统疾病。

二是便秘情况会加重。在阳明燥金的作用下，不少人会出现便秘的情况，所以对于一些本来就大便难的患者，这一年很难过。

三是咳喘。下半年的君火可以克制肺金，因为肺部的绝大多数问题都会出现咳喘，肺金受克，有的时候是咳嗽，有的时候是气喘，不管寒热，都是高发的。

四是出鼻血、大便脓血。少阳相火克金，有的时候是克肺金，有的时候是克大肠金，大肠经出现问题很多时候就是我们熟知的痔疮，此时就要注意出血了，也有的时候是痢疾，表现为里急后重。

总体来说，中运是火不及，此时偏向于寒凉，多用温阳之药，但是司天在泉是阳明燥金和少阴君火，这两个客气其实就可以合力抵消部分寒凉之中运，因此就有了所谓的平年，这一年虽然有不少毛病，但是程度都不会太重，这也是老百姓的一个福利。

（五）癸卯年运气用药详解

1. 运气详序

下面按照主运、客运、主气、客气的顺序分时间段排列癸卯年运气（按照主运、主气不同一个时间点开始，即六气从大寒节排，五运从立春节开始排）。表示主客运的"角徵宫商羽"分别对应"木火土金水"。少为不及，太为太过。

2023 年 1 月 20 日—2023 年 2 月 5 日：水太过、水太过、厥阴风木、太阴湿土。

2023 年 2 月 5 日—2023 年 3 月 20 日：木太过、火不及、厥阴风木、太阴湿土。

2023 年 3 月 20 日—2023 年 4 月 17 日：木太过、火不及、少阴君火、少阳相火。

2023 年 4 月 17 日—2023 年 5 月 20 日：火不及、土太过、少阴君火、少阳相火。

2023 年 5 月 20 日—2023 年 6 月 30 日：火不及、土太过、太阴湿土、阳明燥金。

2023 年 6 月 30 日—2023 年 7 月 21 日：土太过、金不及、太阴湿土、阳明燥金。

2023 年 7 月 21 日—2023 年 9 月 11 日：土太过、金不及、少阳相火、太阳寒水。

2023 年 9 月 11 日—2023 年 9 月 21 日：金不及、水太过、少阳相火、太阳寒水。

2023 年 9 月 21 日—2023 年 11 月 22 日：金不及、水太过、阳明燥金、厥阴风木。

2023 年 11 月 22 日—2024 年 1 月 20 日：水太过、木太过、太阳寒水、少阴君火。

2. 运气详解

2023 年 1 月 20 日—2023 年 2 月 5 日：水太过、水太过、厥阴风木、太阴湿土。

2023 年年初，虽然六气已经开始了，但是五运还没有开始，此时虽然有厥阴风木还有少阴君火，其实气候还是比较寒冷，因为上一年度的水太过的主运客运还是在，此时依然还是要以寒气为重，治疗的时候还是主要考虑寒气，如果是在表之寒，重点考虑麻黄汤、麻黄细辛附子汤，感冒疏风颗粒（即麻黄桂枝各半汤）；如果咳嗽厉害，一般也是风寒咳嗽，小青龙汤会比较好用，由于还有太阴湿土，所以可以适当加入苍术、白术等燥湿之药；如果是内伤疾病，则重点考虑附子理中丸、理中丸、小建中汤、补中益气汤等。其他疾病，则在基础方上加入肉桂、附子、防风、羌活、麻黄之类的除寒、除湿之药。

2023 年 2 月 5 日—2023 年 3 月 20 日：木太过、火不及、厥阴风木、太阴湿土。

立春之后，气候变得比较温热，但是还有火不及，所以温热并不是太严重，火木相互作用，此时就会有风温之类的疾病发生，如果是感冒，此时不宜再使用前面的辛温之药，而是要用温病学派的桑菊饮、银翘散等，如果有脾胃问题还可以重点考虑风热感冒颗粒；此时出现脾胃问题可能性较大，所以要重点考虑脾胃，但是因为有湿土在，所以补脾胃应该用清补，可在四君子汤基础上加入一些黄芩、黄连之类的药物，因为木太过所以还可以用疏风之药，如痛泻要方也可以考虑加入；如果有明显的热象，就可以考虑半夏泻心汤加入防风、羌活之类的疏风之药。

2023 年 3 月 20 日—2023 年 4 月 17 日：木太过、火不及、少阴君火、少阳相火。

到了 3 月 20 日之后，开始慢慢出现气温升高，湿度也加大，所以此时我们不仅要健脾胃，疏风，还需要考虑除湿，考虑补肾。在补肾诸法之中，除湿是最好的补肾之法，可在前面的方剂之中加入防风、白术、黄芪；或用五苓散加入菟丝子、枸杞子、覆盆子等补肾之药，应该会获得比较好的疗效。因为主客气都是火，所以此时我们应该在选定的方剂之中，加入泻火的药物，如黄连、黄芩、栀子等，另外此时的气候慢慢转热，所以不少疾病都会呈现化热的情况，所以治病的时候可以适当考虑多用一些寒凉之药。

2023 年 4 月 17 日—2023 年 5 月 20 日：火不及、土太过、少阴君火、少阳相火。

4 月中旬以后，原来的温热气象反而没有那么明显了，此时的问题主要是火不及导致的。本来夏季是热的，但是这一年的夏季却比较凉爽，且湿气非常重，所以两类疾病会高发，主要是以阳气虚为代表的抑郁症、心脏疾病。针对这类疾病，那就需要在用方的时候重点考虑一些温阳的药物，比如附子、肉桂等，以及解郁的药物，如越鞠丸；如果是心绞痛或者胸痹等疾病，就要温阳化饮，可用苓桂术甘汤加减，可加入四逆散，或者用半夏薤白白酒汤加减治疗。

虽然主客气都是火，按照六气的角度来说，这年的夏季会相对较热，但是按照过往的经验，在主运火不及的条件下，主客气的火虽然有点让人恼火，但是不会出现太热的现象。

还有一类则是以腹泻、肾虚为代表的湿气重导致的疾病，此时我们应该分清楚寒热，如果是寒湿重，那么用附子理中丸、五苓散，此时这种类型的疾病也应该是最高发的。而如果是湿热，比如中焦堵住了，出现腹胀满的现象，此时就用三仁汤或半夏泻心汤加减，也是比较好的方法。

寒气重导致的疾病与湿热重导致的疾病应该都会出现，前期主要是寒气重导致的，后期要多考虑湿热重导致的疾病。

2023 年 5 月 20 日—2023 年 6 月 30 日：火不及、土太过、太阴湿土、阳明燥金。

5 月下旬以来，湿气不断加重，很多地方应该会出现比较严重的水灾，因为司天虽然是阳明燥金，但是中运是火，火克制住了金，这种条件下表现出来的还是火的性较为明显。主运客运是火土，主气还是火土，火生土的现象很明显，此时很有可能出现较为严重的洪水灾难，对应于人体则是脾胃受伤，肾水受到克害。风湿疾病会高发，所以在治疗上首先是除湿，很多除湿的方剂都应该加以考虑，因为很多水肿会出现，此时出现的水肿还有热性因素，所以除湿清热是主要方法。

如果湿气在肤表，也就是说我们发现患者的脉是浮脉，那么我们要重点考虑麻黄加术汤、麻黄杏仁薏苡甘草汤，还有我们熟悉的桂枝去芍药加麻黄细辛附子汤。

如果湿气在中焦，重点需要考虑的就是小柴胡颗粒、胃苓汤、半夏泻心汤、三仁汤，这种患者应该不少。

如果湿气在下焦，那就需要重点考虑黄芪防己汤、五苓散、猪苓汤、八正散之类的利尿之剂。不少肾结石患者或者尿道炎症感染者此时也会有问题，也可以考虑上述方剂。

虽然这段时间湿气会较重，但是中间还是会

出现几天气候干燥，在用药的时候也可以酌情加入一些润燥的药物。

2023 年 6 月 30 日—2023 年 7 月 21 日：土太过、金不及、太阴湿土、阳明燥金。

7 月初开始，其实将持续前面的气候，在用药上应该继续保持，稍微加入一些补脾胃的药物即可，比如人参、党参、黄芪可以用多一点，也可以加入一些润燥的药物，如杏仁、苏叶、羌活等。

土太过的主运，导致人体的肾虚比较明显，所以 6 月 30 日左右开始，我们治疗疾病的时候，要注意除湿补肾，以解患者当务之急，对于不少男性朋友来说，此时应该节欲，唯有如此才能保护好肾水，不然到了冬季，将会比较难受。不过，按照以往的经验，其实用半夏泻心汤之类的燥湿的药物，也有比较好的补肾的功效，所以如果是此时的肾虚，虚火上炎，可以考虑在半夏泻心汤的基础上加减使用，疗效可观。

2023 年 7 月 21 日—2023 年 9 月 11 日：土太过、金不及、少阳相火、太阳寒水。

7 月下旬开始，不但湿气重，还有可能偶尔来那么几天的寒冷天气，此时我们应该考虑的是湿热之气。因为此时湿热导致的疾病会较多，同时还有肾虚，所以可以从一些滋肾阴的药物中选取，比如六味地黄丸就可以重点考虑，如果没有明显的脾胃不适，可以考虑肾气丸、五子衍宗丸。不过在服用补肾的药物之前，还需要将脾胃的湿热先除一下，不然的话药效不是太理想。

在主气客气之中，有少阳相火还有太阳寒水，火与水之间存在着矛盾，所以会出现气候的变化，本来比较湿热的气候突然来那么几天寒凉，不少人就容易腹泻、感冒，此时我们可以考虑用藿香正气水之类的中成药。

2023 年 9 月 11 日—2023 年 9 月 21 日：金不及、水太过、少阳相火、太阳寒水。

燥热之气在 9 月 11 日左右应该会表现得非常明显，但是这个时候只能持续那么几天，因为后面就慢慢变成凉燥了。在进入凉燥之前，还是要看到燥热的存在，一般燥热还会导致肾虚，所以此时应该会有大量的便秘患者，麻杏石甘汤这种润燥清热的方剂可以加入一些温阳之药后大量使用。

但是，我们必须看到客运客气都是寒水，这就意味着这年的秋季相对来说比较寒冷，所以要注意因为气候变冷导致的各种问题，如洞泄寒中，如风寒感冒。虽然金不及会有秋老虎的意思，但是在两重寒水（太阳寒水，水太过）的作用下，气候还是会偏寒凉，所以这个时候用药需要提振心阳，这样才能获得好的疗效。

2023 年 9 月 21 日—2023 年 11 月 22 日：金不及、水太过、阳明燥金、厥阴风木。

到了 9 月下旬，慢慢开始就有寒气出现了，此时的燥气不再是燥热，而是凉燥，所以治疗的时候必须考虑到温热之药，比如我们前面用的麻杏石甘汤，就可以改为麻黄杏仁竹沥甘草汤，或改成麻黄杏仁薏苡仁甘草汤。或者考虑使用杏苏散，这是针对表证的方剂，但是如果还是有里证，就要用一些温润之方，如以附子理中丸加入一些肉苁蓉、杏仁、桔梗之类的药物，也可以获得较好的疗效。

这段时候要把握住一个重要的矛盾，那就是来自客运与客气的寒水与水太过，一方面要温阳，只有这样才能把寒水制住，但是另外一方面要补肾，这是对水不及最好的补充。

2023年11月22日—2024年1月20日：水太过、木太过、太阳寒水、少阴君火。

最后一个节气，也算是这一年最寒凉的时候，但是2023年的冬季并不寒冷，而是相对来说比较温热，毕竟客运客气分别是木火，这就决定了此年的冬季就是相对较温暖的。有一个木太过、少阴君火，也就是说冬季的春升之气还很旺盛，这对于本来就肾不藏精的问题会比较突出，所以疾病会变得更难治疗了。

一般每逢暖冬，往往会出现比较严重的流感大爆发，此年的冬季气候稍微异常，冬天的总体基调是寒冷的，但是因为有木太过和少阴君火，气候变换比较多。我们可以预测的是这年底的流感将会比较严重，在这一年的冬季不少地方会有春天的特色，很多植物甚至会在这年冬季开始发芽，但发芽之后气候不适合生长，所以对来年的作物有一定不好影响。

如果是流感，会是什么类型的流感呢？肯定是寒热错综复杂。此时我们应该看到，水太过的流感，治疗的过程中应该重点考虑的是补阳气，也就是说此时我们可以用人参败毒散加黄芪、肉桂之类的药物。不过，还有客气客运在，也需要一定清热、透热的方药。建议可以考虑小青龙汤加石膏、小柴胡汤，用药时一定要考虑寒热错综复杂的情况。